AF246500

DE LA

DILATATION DU CANAL

PAR L'URINE ELLE-MÊME

DANS LES CAS

DE RÉTRÉCISSEMENT DE L'URÈTHRE

PAR

Le docteur BÉRENGER FÉRAUD,

MÉDECIN PRINCIPAL DE LA MARINE IMPÉRIALE

A la fin du siècle dernier, un chirurgien allemand bien connu et qui, entre autres titres scien-
tifiques, a pu revendiquer la gloire d'attacher son
nom à une méthode d'amputation que beaucoup
d'opérateurs emploient encore avec prédilection
de nos jours, Brunninghausen, enfin, a fait con-
naître dans un recueil périodique de son pays (la
Gazette médico-chirurgicale de Saltzbourg, 1794,
tome 1er, page 129), un procédé de dilatation de
l'urèthre qui n'a jamais eu grand retentissement
en France et qui est bientôt tombé dans l'oubli,
à grand tort, selon nous, car non-seulement il se
recommande par une extrême simplicité, mais
encore il peut donner, dans certains cas déter-
minés, de très-bons résultats.

J'ai trouvé il y a quelques années, en faisant des
recherches bibliographiques pour d'autres sujets,
le détail de ce procédé dans une publication de

Brewer (*Bibliothèque germanique médico-chirurgicale*, Paris, an VII, tome Ier, page 228). Le nom
très-recommandable qu'il portait me le fit d'abord
lire avec soin ; bientôt ma curiosité fut piquée
par l'originalité du moyen ; je cherchai à contrô-
ler les assertions que je lisais par quelques
essais, et je priai en même temps quelques-uns
de mes confrères de l'essayer de leur côté. Or,
d'après les résultats que nous avons cru observer
eux et moi, il m'a semblé utile d'appeler l'atten-
tion sur ce moyen ignoré de nos jours.

J'ai parlé de ce procédé de dilatation du canal
de l'urèthre par l'urine elle-même, une première
fois, dans la *Revue de thérapeutique médico-chirurgicale* (1867, page 367). Je n'avais alors que
quelques faits remontant à peu d'années encore ;
je vais en reparler aujourd'hui, apportant un con-
tingent plus notable d'observations, et je vais de
nouveau l'étudier en détail, afin de le bien fixer
dans l'esprit des praticiens. J'y mets cette insis-
tance, parce que j'ai la pensée qu'il peut consti-
tuer, soit un adjuvant utile dans tous les modes
de traitement des coarctations de l'urèthre, soit,
dans quelques circonstances, être tout le traitement lui-même. Dans tous les cas, l'extrême intérêt que présente la question des rétrécissements
uréthraux justifie suffisamment toutes les préoc-
cupations des chirurgiens et toutes les recherches
faites dans cet ordre d'idées pour agrandir le
champ de la thérapeutique. Aussi, je crois que
mon travail actuel est parfaitement justifié.

Voici d'abord le procédé de Brunninghausen,
tel que le donne l'ouvrage que j'ai cité. Je vais le

rapporter en détail pour bien fixer les idées et ne laisser aucune obscurité sur le *modus faciendi*, extrêmement simple du reste:

« Brunninghausen a découvert une méthode plus facile, plus commode et plus simple que celle des bougies, et il recommande aux praticiens de vouloir bien en faire l'expérience : elle consiste à dilater le canal de l'urèthre par l'urine même. Pour cela, il faut que chaque fois que le malade veut uriner il comprime légèrement avec les doigts le canal de l'urèthre derrière le gland.

« En supposant que le rétrécissement du canal soit près du col de la vessie, comme cela arrive souvent, la pression doit être assez forte pour que l'urine ne puisse sortir qu'avec difficulté et après avoir séjourné quelque temps dans le canal, qui, par ce moyen, se trouvera plus ou moins dilaté dans toute sa longueur, et, par conséquent, dans l'endroit rétréci. Le malade ayant soin de répéter cette opération toutes les fois que le besoin d'uriner se fera sentir, il obtiendra peu à peu par ce moyen le même effet qu'il aurait pu attendre de l'action des bougies, sans éprouver aucun des inconvénients de celles-ci. »

Brunninghausen citait dans son travail trois observations à l'appui du moyen qu'il proposait, et il n'est pas sans intérêt de les rapporter, car elles ne nous retiendront pas bien longtemps; tandis qu'elles auront par ailleurs l'avantage de nous familiariser avec l'idée du chirurgien allemand.

« PREMIER FAIT. — Un homme de 30 ans, qui, à la suite de trois gonorrhées et d'un gonflement

inflammatoire des testicules, avait remarqué qu'il
urinait plus lentement qu'à l'ordinaire, s'aperçut
bientôt que cette incommodité augmentait de
plus en plus ; que le fil des urines était très-petit
et quelquefois bifurqué ou même en arrosoir.
Lorsqu'il faisait quelque excès de marche ou qu'il
buvait un peu trop de vin, il ne pouvait plus uriner
que goutte à goutte — C'est à lui que Brunninghausen conseilla, pour la première fois, cette espèce
de dilatation du canal de l'urèthre, qu'il exerça
pendant un an et demi, toutes les fois qu'il urinait ; maintenant il urine librement et sans difficulté, même après les excès auxquels il ne pouvait autrefois se livrer impunément.

« DEUXIÈME FAIT. — Une autre personne, âgée
de 40 ans, qui avait eu plusieurs gonorrhées,
s'aperçut, il y a quelques années, que le fil de
ses urines avait considérablement diminué, au
point que souvent elles ne coulaient que goutte
à goutte. Cette personne avait eu déjà re-
cours aux bougies ; mais elle ne s'en servait
pas habituellement ; enfin leur usage devint im-
possible, ce qui l'engagea à demander des con-
seils à Brunninghausen, qui lui recommanda le
même remède, et dans l'espace d'un mois le
cours des urines fut bien rétabli.

« TROISIÈME FAIT. — Ce moyen réussit aussi à
un homme de 60 ans, qui, à l'âge de 30 ans,
avait eu une gonorrhée, et qui, depuis plus de
20 ans, avait un rétrécissement du canal à la suite
duquel il était survenu une fistule au périnée
qu'on avait guérie par l'usage des bougies ; mais
le rétrécissement subsistait toujours et causait

différentes incommodités; le canal de l'urèthre
devint même si irritable, que le malade ne pouvait plus supporter la présence des cordes à
boyau; il survint enfin une telle inflammation
que la rétention d'urine fut complète, ce qui engagea à faire appeler Brunninghausen. Ce prati-
cien le guérit sans employer d'autre moyen de
dilatation que celui que nous avons décrit. »

Les rétrécissements de l'urèthre ne sont malheureusement pas chose rare; de sorte que,
lorsque j'eus connaissance de ce curieux moyen
de dilatation du canal qui m'occupe aujourd'hui,
je ne tardai pas à rencontrer des sujets d'observation, et j'eus bientôt l'occasion de prescrire
nombre de fois le procédé de Brünninghausen.
Mais il est plus difficile qu'on ne le pense de
prime abord d'avoir, en quelques années, une
opinion faite par l'observation sur ce point de
thérapeutique. En effet, j'ai perdu de vue beaucoup de malades sans avoir su si la dilatation de
l'urèthre par l'urine avait donné de bons résultats. — D'autres ont fait la compression uréthrale
pendant un certain temps; puis se trouvant dans
de meilleures conditions de santé, ont plus ou
moins perdu l'habitude de la faire, ou l'ont faite
d'une manière irrégulière; de sorte que je n'ai
eu de renseignements que sur un nombre assez
faible d'individus, relativement au chiffre de fois
où la méthode a été essayée. Néanmoins, dans
mon premier travail, j'ai pu parler de quatre cas
où la dilatation par l'urine a été favorable. —
J'en ai observé cinq autres depuis. Quelques-uns
de mes collègues, qui l'ont fait essayer de leur

côté, m'ont fourni huit observations, assez détaillées pour porter leur enseignement : de sorte que je pourrais présenter aujourd'hui quinze à vingt observations précises à l'appui de mon dire. Mais elles augmenteraient de longueur mon étude actuelle, sans être assez nombreuses et assez variées pour fixer l'opinion ; de sorte que je crois qu'il suffit de les signaler seulement, et que mon temps sera bien plus fructueusement employé à étudier le mode d'action et la portée du moyen proposé. C'est pour cela que je dois dire à peine ici un mot d'un cas où la dilatation de Brunninghausen a rendu de bons services. — Il s'agissait d'un homme de 63 ans, bien conservé, ayant une grande difficulté de l'urination. J'avais diagnostiqué que cette difficulté était sous la dépendance d'un développement variqueux des veines prostatiques, et la dilatation du canal par l'urine donna d'excellents résultats. Ajoutons toutefois que des hémorrhoïdes, qui depuis deux ans avaient beaucoup diminué, reprirent en même temps leur volume primitif, et il serait à rechercher s'il y a eu seulement coïncidence ou bien si la compression des veines prostatiques a fait refluer le sang aux points du pourtour de l'anus, où il avait eu pendant longtemps l'habitude de stagner, et a produit même un double effet thérapeutique.

Dans une autre circonstance, je me suis trèsbien trouvé de la dilatation du canal par l'urine, et voici dans quelles conditions : le général Des H..., vieillard de 78 ans, si usé qu'on croirait à chaque instant que sa vie va finir en peu de jours, se refroidit, en novembre 1869, et tout à coup ne put plus ni uriner ni déféquer spontanément. Après avoir échappé à divers accidents qui le menaçaient, après avoir porté une sonde à demeure pendant un mois, le peu de vie qui lui restait a semblé se fortifier; le besoin de la miction a reparu petit à petit, si bien que, vers le 15 janvier, il pouvait, avec bien des efforts, évacuer quelques gouttes d'urine; mais la sonde était absolument toujours nécessaire pour la déplétion de la vessie. — Je l'engageai à utiliser les gouttes par la méthode de Brunninghausen, et il obtint aussitôt une émission notablement plus abondante; à tel point qu'en une semaine il pouvait se passer de la sonde, quand il l'employait avec persistance, à chaque besoin d'uriner, et qu'il est arrivé bientôt à vider facilement la vessie tout entière.

Je ne sais si je m'illusionne, mais il me semble que j'ai obtenu de bons résultats du procédé de Brunninghausen dans tous les cas dont je viens de parler. Néanmoins, de peur de voir renouveler une fois de plus ce fait si fâcheux, et malheureusement si commun en thérapeutique, que les résultats des premiers observateurs sont à eux seuls plus favorables que ceux de tous les expérimentateurs ultérieurs réunis, je fais bon marché de tout ce que j'ai constaté jusqu'ici, et je me borne à rappeler à la mémoire la méthode de Brunninghausen, engageant les praticiens à essayer d'un moyen si simple et si facile à employer.

Sans nous appuyer d'une manière absolue sur

des observations qui me semblent déjà très-pro-
bantes, mais qu'on peut considérer comme trop
peu nombreuses pour juger la question expéri-
mentalement, recherchons, abstraction faite de
ces observations, si le raisonnement peut nous
encourager à faire des essais nombreux et persé-
vérants dans la voie indiquée par le chirurgien
allemand du siècle dernier. Or, il me semble
qu'on peut pencher vers la réponse affirmative.
En effet, un fait surabondamment démontré aujourd'hui, et sur lequel tout le monde est d'ac-
cord, c'est l'extrême utilité des sondes dans le
traitement des rétrécissements uréthraux; on
peut même dire que si l'on a inventé les divers
procédés d'uréthrotomie, c'est uniquement pour
les cas où la coarctation est si forte qu'elle inter-
rompt pour ainsi dire la continuité du canal et
empêche l'introduction d'une bougie qui presse-
rait sur le détroit intra-uréthral, et le ferait dis-
paraître ainsi mécaniquement peu à peu ou rapidement, suivant que cette bougie produirait la
dilatation lente et ménagée, ou rapide et forcée.
— En somme, ces divers procédés de l'uréthrotomie peuvent être comme des moyens de mettre
le canal dans les conditions nécessaires pour
l'emploi du véritable agent thérapeutique du rétrécissement : la dilatation; car si, dans de nombreux cas, on a noté que la section des tissus
malades, brides, cicatrices, etc., a suffi pour ra-
mener désormais le calibre du conduit dans des
proportions invariables, dans de bien plus nombreux encore on a observé, ici comme ailleurs,
la tendance du tissu inodulaire à la rétractation,

tendance très-générale et très-constante; et l'on peut prendre pour mesure de la facilité avec laquelle le canal se rétrécit après avoir été débridé aux points coarctés, la recommandation que font les opérateurs de continuer à passer de temps en temps des sondes, afin d'assurer toujours la liberté du conduit urinaire.

La dilatation est donc le moyen efficace, par excellence, dans les rétrécissements uréthraux. Je n'ai pas besoin d'en rappeler le mécanisme et de dire comment, quand elle est brusque et exagérée elle expose à des déraillements, à des déchirures qui ne sont pas sans danger , c'est donc la dilatation graduée et douce qui doit avoir la préférence. Le cathétérisme simple, fait avec soin, prudence et lenteur, est peut-être le meilleur moyen de dilatation graduée ; mais peu ou beaucoup, il y a, par le fait du passage du corps étranger, un certain traumatisme sur la muqueuse uréthrale, qu'on me passe le mot ; sans compter que, d'autre part, constituant une opération plus ou moins compliquée, généralement désagréable, sinon même douloureuse, il arrive le plus souvent que la grande majorité des malades oublie par insouciance ou par paresse de la pratiquer régulièrement dès que le danger immédiat de la rétention d'urine est passé. De plus, le cathétérisme expose, ou bien à introduire un calibre trop fort dans un moment donné, au risque d'érailler et peut-être de déchirer le canal, ou bien à ne pas faire acquérir à l'urèthre des dimensions plus grandes que celles de la sonde employée quand on se sert toujours du même numéro, et d'exposer ainsi le sujet à être toujours à la veille d'avoir un nouveau rétrécissement difficilement franchissable.

Avoir un moyen de dilatation qui : 1° n'entraînerait pas ce *traumatisme* de contact ; 2° qui serait une opération assez simple pour ne pas nécessiter le moindre embarras et se faire à toute heure, sans le secours d'une main étrangère ; 3° qui n'exposerait pas à une déchirure par des pressions aveugles ; 4° qui, enfin, tendrait toujours à augmenter le diamètre du canal, quel que fut le calibre actuel de l'urèthre, serait donc le bel idéal de la dilatation graduée et douce. C'est, si on s'en souvient, la raison qui a fait tant de fois proposer les injections aqueuses, abondantes, comme moyen de vaincre les rétrécissements. Or, le procédé de Brunninghausen, sorte d'injection de dedans en dehors, répond à toutes ces exigences. En effet, avec lui :

1° Pas de contact d'un corps étranger sur la muqueuse uréthrale, puisque l'agent dilatateur c'est l'urine, qui, physiologiquement, doit être en contact avec cette muqueuse pendant son excrétion : par conséquent le passage de l'agent de dilatation n'occasionne aucune irritation, et, consécutivement, aucune révolte de l'organisme ;

2° Au lieu de nécessiter des sondes de calibres divers, un corps gras, quelquefois un bain, l'intervention d'un tiers, etc., etc., la dilatation se fait par le malade seul, à n'importe quel moment du jour ou de la nuit, aussi souvent ou aussi rarement que l'on veut, puisqu'il suffit de presser l'extrémité de la verge au moment de l'urination

pour faire la dilatation dans les proportions con-
venables ;

3° On n'est pas exposé à des déchirures par
des pressions aveugles. En effet, le malade étant
ici à la fois l'opérateur et le patient, le premier
mouvement occasionné par un sentiment de
pression trop pénible sur le rétrécissement en-
traîne le relâchement des doigts, et aussitôt la
cessation de la pression du canal ;

4° La compression ne saurait être plus égale,
plus uniformément répartie sur tous les points du
rétrécissement ou sur tous les rétrécissements
s'il y en a plusieurs, puisqu'elle est exercée par
un cylindre liquide également incompressible
et agissant également sur tout le canal. D'autre
part, il n'y a de limite à la dilatation produite
par cette pression que le calibre normal de l'u-
rèthre, et même, par cette pression uniforme très-
longtemps continuée, on augmenterait peut-être
assez sensiblement le diamètre du conduit tout
entier pour que les chances ultérieures de coarctation fussent infiniment moindres que précé-
demment.

On serait tenté de penser tout d'abord que cette
dilatation, sorte d'injection *à tergo* n'ayant que la
puissance des fibres musculaires de la vessie, est
un moyen trop faible pour être efficace ; cepen-
dant, en réfléchissant que, par un effort de miction assez soutenu, on exerce une pression notable
sur l'urine que contient l'urèthre, et que cette
pression pouvant être exercée à chaque urination
se renouvellera, si l'on veut, six ou huit fois en
vingt-quatre heures, on comprend que la conti-

nuité s'ajoute ici à la puissance comme un adjuvant extrêmement utile ; de sorte que, en fin de
compte, il se trouve que la dilatation dont nous
nous occupons actuellement doit avoir une éner-
gie d'action très-réelle qu'on aurait grand tort de
méconnaître.

La pression exercée par l'urine sur le canal de
l'urèthre, obturé aux environs du méat, n'ayant,
comme nous l'avons dit, pour puissance que la
force de contraction des fibres musculaires de la
vessie, on peut établir *à priori* que, dans maintes
circonstances, les bons effets ne seront pas aussi
rapides et aussi faciles à obtenir que dans d'autres
cas plus favorables : ainsi chez les vieillards, par
exemple, qui ont un affaiblissement plus ou
moins grand du ressort du réservoir vésical ; dans
quelques cas d'altérations pathologiques primi-
tives ou secondaires des voies urinaires, la pression exercée sera sans doute très-minime ; mais
il ne saurait y avoir là un motif d'exclusion pour
le procédé. Et, en effet, j'ai cité plus haut le cas
d'un vieillard extrêmement débile, hernié, qui
néanmoins s'est très-bien trouvé de la méthode
de Brunninghausen, et je crois que beaucoup,
dans des circonstances analogues, s'en trouve-
ront également bien. Mais, même en admettant
que, chez maints vieillards atteints d'inertie vésicale ; chez certains catarrheux ; que, dans quelques cas de rétrécissement ayant provoqué, par
leur ancienneté et leur étroitesse, des altérations
profondes dans les parties supérieures de l'urèthre et dans le réservoir urinaire, cette dilatation
ne puisse donner tous les bons résultats qu'on

peut en attendre dans d'autres ; il restera encore
un grand nombre de sujets dont l'affection pourra
être très-heureusement soulagée par cette pression souvent répétée sur tous les points rétrécis
de l'urèthre ; sans compter que la gymnastique,
à laquelle on soumet les organes par le procédé
de Brunninghausen, est bien de nature à donner
au système musculaire de ces organes un ressort
plus grand et plus efficace, capable de produire
une urination large et facile au bout de quelque
temps.

Le procédé de dilatation de l'urèthre de Brunninghausen peut, à certains points de vue, se
rapprocher de celui d'Amussat, de M. Serres
(d'Uzès) et de M. Montain (de Lyon), qui sont vus
favorablement dans la science de nos jours,
parce qu'ils ont donné dans maintes circonstances des résultats irrécusablement bons. On
sait qu'Amussat avait proposé des injections for-
cées pour faire pénétrer, pour ainsi dire de force,
un liquide dans la vessie, espérant qu'en éta-
blissant une colonne continue de liquide du méat
urinaire à la vessie, on ferait uriner le malade
dès que le courant du dehors en dedans n'exis-
terait plus. C'est la même idée mise en pratique
par un effort inverse, et ajoutons que toutes les
fois que la méthode de Brunninghausen est suf-
fisante, elle est infiniment préférable à celle
d'Amussat pour maintes raisons : 1° parce qu'on
n'entretient pas dans la vessie, déjà distendue,
un liquide qui peut accélérer l'apparition des accidents ; 2° parce qu'on ne recourt pas à l'intervention d'un tiers, qui peut faire une force exa-

gérée au détriment de l'intégrité du canal ou de
la vessie.

M. Montain (de Lyon) a prescrit, dans le *Journal
de médecine de Lyon* (décembre 1842), un moyen
moins brutal d'arriver au même résultat. «Je com-
mence, dit-il, par injecter dans le canal quelques
cuillerées d'huile d'olive tiède, puis j'introduis
jusqu'à l'obstacle une sonde trouée à l'extrémité
de son bec, et je comprime autour de l'urèthre,
entre le rétrécissement et le col de la vessie, et de-
vant le rétrécissement, soit avec les doigts d'un
aide, soit avec des rubans de caoutchouc; alors, je
fais des injections d'eau tiède avec une seringue
dont la canule s'adapte parfaitement à la sonde,
qui présente une sorte d'entonnoir à cette extrémité. Le liquide est poussé avec force dans la
sonde, et fournit par son extrémité un jet qui pénètre dans le rétrécissement. Là, rencontrant des
obstacles de compression, il agit avec force, mais
douceur, sur les parois de cette région de l'urèthre,
et les force à s'écarter. Ces jets sont répétés plus
ou moins souvent, et il arrive fréquemment que
la sonde s'avance, par la moindre impulsion,
jusqu'à l'extrémité du rétrécissement. Parvenue
dans cette partie, elle pénètre alors facilement
dans la vessie. Cette manœuvre est répétée plusieurs fois et remplacée par l'action de jets latéraux exécutés au moyen d'une sonde dont le bec
n'est pas troué, mais qui présente sur les côtés,
dans l'étendue de 4 centimètres, une certaine quan-
tité de trous destinés à laisser passer le liquide
injecté. Cette sonde est introduite comme la première, et l'eau est poussée par saccades; elle

s'échappe avec force par les trous latéraux, re-
pousse en tous sens les parois du canal et le di-
late dans l'étendue rétrécie.

« Souvent ces injections répétées pendant quelques jours suffisent pour redonner au canal de
l'urèthre une capacité convenable pour permettre
facilement l'expulsion des urines; dans le cas
contraire, je complète la dilatation par les
sondes à ressort, qui s'introduisent facilement
alors. »

Le procédé de M. Montain est infiniment plus
doux que celui d'Amussat, et, dépouillé de cette
brutalité qu'on est, malgré soi, disposé à voir
dans ce dernier, il est considéré comme préférable de beaucoup dans les cas où l'on peut attendre, c'est-à-dire alors que la continuité du canal n'est pas interrompue d'une manière absolue,
Mais, dans ces cas, le procédé de Brunninghausen se présente avec des avantages de simplicité
et d'innocuité bien capables de lui faire donner
la préférence, car, ainsi qu'on vient de le voir par
la description de l'auteur lui-même, la méthode
de M. Montain ne laisse pas que d'être compliquée et difficile à mettre en pratique quand on
n'a pas un appareil instrumental approprié et une
assez grande habileté manuelle.

M. Serres (d'Uzès) avait publié, antérieurement
à M. Montain, dans le *Bulletin général de thérapeutique*, t. VIII, p. 17, un travail intéressant
tendant à prouver que les courants continus d'eau
tiède dans le canal de l'urèthre constituent un
excellent moyen de triompher de quelques rétrécissements. L'habile chirurgien du Midi est ar-

rivé à la méthode qu'il préconise parce que, ayant essayé d'abord ces injections d'eau tiède très-fréquemment répétées (Voir *Bull. gén. de thérap.*, t. Ier, p. 54 et 125) dans l'uréthrite aiguë, il avait constaté que, non-seulement il en avait retiré de bons résultats dans la période douloureuse des écoulements blennorrhagiques, mais encore qu'il avait agi heureusement contre certaines coarctations uréthrales. » Ce n'est pas seulement dans la gonorrhée que les courants d'eau sont utiles ; les rétrécissements de l'urèthre sont rapidement et sûrement guéris par eux, et d'une manière moins pénible que par la dilatation ou la cautérisation. »

Voici, d'ailleurs, le procédé de M. Serres, tel que le décrit son auteur :

« Pour éviter les effets fâcheux de la dilatation et de la cautérisation, et obtenir les avantages qui leur sont propres, je conseille, non *à priori*, mais par expérience, de traiter les rétrécissements de l'urèthre par les courants continus d'eau tiède. Ici c'est le malade qui se traite toujours lui-même, sans courir aucune chance fâcheuse pour cela. On introduit une sonde de petit calibre, au moyen de laquelle il est bien rare qu'on ne parvienne pas au delà du rétrécissement, et lorsque la sonde a acquis un peu de jeu, le malade se met au bain, ajuste le clysoir avec la sonde, le suspend à un clou et le remplit d'eau de la baignoire, ou d'une décoction émolliente et mucilagineuse.

« L'eau sort par les ouvertures du tube élastique, traverse le détroit entre la sonde et le canal ; elle lave, calme, assouplit et comprime. On renouvelle cette opération tous les jours pendant une semaine, en ayant la précaution d'augmenter chaque fois le diamètre de la sonde, sans interrompre pourtant le passage de l'eau au point coarcté. Au bout de ce temps, le canal a repris son diamètre naturel comme s'il avait été dilaté par le séjour prolongé de la sonde. Je pourrais citer un assez grand nombre de faits pour attester les résultats avantageux que les praticiens peuvent attendre de l'emploi du moyen de traitement que je conscille, » dit M. Serres, et il cite une observation très-favorable à la méthode, annonçant d'autres faits à l'appui pour un travail prochain, travail qu'il n'a pas publié, ou dont je n'ai au moins pu encore trouver la trace.

Dans ces divers procédés d'Amussat, de M. Serres, de M. Montain, que je viens de passer en revue, la pensée est toujours la même au fond : agir sur les parois uréthrales par l'intermédiaire d'un liquide qui exerce une pression plus ménagée en même temps que plus régulière sur toute l'étendue du rétrécissement. La direction du jet seule est changée ; tandis qu'Amussat, M. Serres, M. Montain ont proposé d'agir de dehors en dedans, Brunninghausen préférait agir de dedans en dehors en utilisant le jet d'urine. Il rendait ainsi l'opération infiniment plus simple, et, par conséquent, la dilatation pouvait être répétée plusieurs fois par jour sans l'intervention d'une main étrangère, et sans faire courir au patient les chances de révolte des organes génito-urinaires, toujours froissés et irrités plus ou moins par des manœuvres extérieures et l'introduction des algalies, quelles que soient les précautions et la douceur que l'on y mette.

On a vu, dans certains cas de rétrécissements de l'urèthre simples ou compliqués, soit de calcul, soit de catarrhe vésical, chez les vieillards, les fibres musculaires de la région augmenter de volume et de nombre, depuis la vessie jusqu'à la coarctation, lorsque la contractilité du réservoir urinaire est incessamment mise en jeu pendant un temps plus ou moins long ; cette augmentation est devenue parfois une condition fâcheuse, parce qu'elle a produit en amont de l'obstacle une dilatation ampullaire qui peut, à son tour, devenir une source d'accidents.

Peut-on m'objecter ces faits pour combattre la méthode du chirurgien allemand du siècle dernier ? Non ; car les cas ne sont pas comparables, et si, dans les cas de rétrécissements complets, c'est-à-dire ne laissant pas passer une goutte d'urine, on admet la production de la dilatation au-dessus de l'obstacle, j'en prends acte pour faire prévaloir que, dans le rétrécissement qui permet le passage d'un peu d'urine, et alors, par conséquent, qu'il existe une colonne liquide non interrompue depuis le méat urinaire jusqu'à la vessie, la pression exercée sur toute la périphérie de cette colonne tend à dilater également le canal de l'urèthre, et quelque résistant que soit le tissu de la bride, il cédera très-suffisamment bien avant que les parties saines voisines se soient laissé distendre outre mesure ; de sorte que la conclusion logique en ceci est que si, dans les cas de rétrécissement complet, c'est-à-dire empêchant l'urination spontanée, le procédé de Brunninghausen est contre-indiqué en même temps qu'impuissant, dans les cas, au contraire, où il passe un peu d'urine à travers la coarctation, ce procédé de dilatation est une bonne chose.

Je dois, en terminant cette étude, condenser en peu de mots le but que paraît devoir atteindre le procédé précité : car, non-seulement je dois chercher à montrer clairement les conditions dans lesquelles il semble devoir être utile, mais encore je ne saurais trop insister sur sa véritable portée, afin qu'on ne croie pas que j'ai voulu dire ou laissé supposer que la méthode de Brunninghausen a la prétention de se substituer à tous les moyens de destruction des rétrécissements uréthraux : uréthrotomie, bougies, cathétérisme, etc., etc. Je conclus donc :

1° La dilatation de l'urèthre par l'urine étant répétée à chaque urination, et pendant longtemps, après une atteinte de blennorrhagie d'une certaine durée, me semble être, d'après les faits qui sont venus à ma connaissance, un moyen prophylactique contre les rétrécissements uréthraux.

2° Dans les cas de rétrécissements encore peu avancés, elle me semble, comme l'a assuré Brunninghausen, avoir rétabli dans le calibre uréthral les proportions sinon normales, au moins suffisantes pour une miction très-convenablement facile.

3° A la suite des opérations d'uréthrotomie, elle est peut-être un utile moyen d'empêcher ou au moins de retarder notablement le retour de la coarctation, qui, trop souvent, se reproduit avec une désespérante obstination.

4° Dans les cas des varices prostatiques, du col de la vessie, de la portion membraneuse de l'urèthre, dans la paresse vésicale, elle me semble appelée aussi à quelques bons effets.

En un mot, c'est : soit un moyen prophylactique, soit un moyen curatif des cas bénins, et, quelque secondaire qu'il soit, son utilité paraîtra certainement justifiée en songeant à sa simplicité et à la continuité avec laquelle il peut être employé par le malade lui-même et à chaque instant du jour et de la nuit, sans complication d'un appareil instrumental et sans l'intervention d'une main étrangère.

PARIS. — IMP. VICTOR GOUPY, RUE GARANCIÈRE, 5.